"疾病防治百问百答"
科普丛书

100%答问

国际癌症诊疗协会　组织编写

"疾病防治百问百答"
科普丛书

100%答问

DISEASE

直肠疾病
防治百问百答

丛书主编　张贤彬　巩　鹏

主　　编　孙　晶　潘睿俊

副 主 编　薛　佩　张鲁阳

编　　者（按姓氏笔画排序）

孙　晶　杨　熠　张鲁阳　邵岩飞

周雪亮　郑　煌　潘睿俊　薛　佩

Hong Hi Ju　Lin Joshua　Tan Xin Yi

人民卫生出版社

·北　京·

图书在版编目（CIP）数据

直肠疾病防治百问百答 / 孙晶，潘睿俊主编 . 北京 ：人民卫生出版社，2025. 12. -- ISBN 978-7-117-38055-3

Ⅰ. R574. 63-44

中国国家版本馆 CIP 数据核字第 202529WS43 号

人卫智网 www.ipmph.com 医学教育、学术、考试、健康，购书智慧智能综合服务平台

人卫官网 www.pmph.com 人卫官方资讯发布平台

直肠疾病防治百问百答

Zhichang Jibing Fangzhi Baiwen Baida

主　　编：孙　晶　潘睿俊

出版发行：人民卫生出版社（中继线 010-59780011）

地　　址：北京市朝阳区潘家园南里 19 号

邮　　编：100021

E - mail：pmph @ pmph.com

购书热线：010-59787592　010-59787584　010-65264830

印　　刷：廊坊一二〇六印刷厂

经　　销：新华书店

开　　本：889 × 1194　1/32　　印张：3

字　　数：65 千字

版　　次：2025 年 12 月第 1 版

印　　次：2026 年 1 月第 1 次印刷

标准书号：ISBN 978-7-117-38055-3

定　　价：29.00 元

打击盗版举报电话：010-59787491　E-mail：WQ @ pmph.com

质量问题联系电话：010-59787234　E-mail：zhiliang @ pmph.com

数字融合服务电话：4001118166　E-mail：zengzhi @ pmph.com

DISEASE

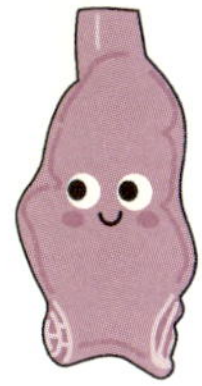

序言

人体，是宇宙间最精密的交响乐章。从脑海深处的神经网络到足底末梢的血管脉络，从每一次心跳的韵律到每一口呼吸的节奏，亿万细胞在无声中协奏着生命的宏大乐章。然而，当疾病的阴霾悄然降临，这部精密仪器的任何一处失衡，都可能让健康的天平倾斜，让生命的乐章走调。

健康中国的征程中，我们面对着前所未有的挑战：慢性病患者数以亿计，重大疾病发病率持续攀升，生活方式病成为新的时代隐患。更令人忧心的是，健康谣言与认知误区如雾霾般弥漫，使无数患者在求医路上迷失方向，于无知中错失良机，在犹豫中延误治疗。

《疾病防治百问百答》科普丛书的诞生，恰似一束医学之光穿透迷雾的温柔回应。这是一套立足全民健康、覆盖全身系统的健康科普巨著——从沉默的肝脏到隐秘的胰腺，从蜿蜒的消化道到精密的神经网络，从五官的感知门户到四肢百骸的协调运转。编写团队汇聚各领域专家，携手人民卫生出版社，以“破茧之智、践实之行、守正之诚”为笔，历时数载精心雕琢，终成这部横跨人体各大系统的健康图谱。此书不似传统医学典籍的艰深晦涩，而以“百问百答”的明灯之姿，为暗夜中的求医者照亮前路，为迷茫中的患者指引方向。其价值，在多重维度上熠熠生辉。

破茧之智，拨云见日

“癌症必然遗传”“指标正常即无恙”“偏方能治大病”——当这些似是而非的健康谣言仍在坊间流传，当“养生秘诀”与“神医妙方”仍蒙蔽着民众的双眼，本丛书以常见误区为靶心，用循证医学的智慧之剑破除谬误迷障。每一册书、每一问答，都是拨云见日的钥匙，将伪科学的面纱层层揭开，让“疾病可防、可控、可愈”的真理如晨曦普照，驱散笼罩在健康之路上的重重迷雾。

践实之行，织就防护之网

从肝脏的代谢密码到大脑的神经奥秘，从胰腺的内分泌平衡到耳鼻喉的感知通路，从胃肠的消化吸收到心血管的生命律动——本丛书如同一位经验丰富的向导，铺就一条贯穿“预防－诊断－治疗－康复”的全程健康通途。每一册都是一盏明灯，照亮某一系统的健康密码；所有分册汇聚一处，便织就成一张覆盖全身、贯穿全生命周期的健康防护大网。这不仅是临床智慧的结晶，更是“医者仁心”的深情表达。真正的医学，从不居于象牙塔中孤芳自赏，而是俯身大地播撒希望的种子，让健康的福祉惠及千家万户。

守正之诚，融古今长河

本丛书如同一座连接古今的医学桥梁——在传统医学的整体观中探寻现代医学的系统思维，从“治未病”的古老智慧里提炼预防医学的科学方案，将中华医道的人文关怀与现代医学的精准诊疗有机融合。这种穿越时空的医学对话，为患者开辟出融贯中西的康复坦途，恰是中华医学“守正创新、厚德济生”的生动写照。每一个答案，都植根于最新的医学进展；每一份关怀，都饱含着千年医道的温度。

以人为本，点燃希望之光

每一个问题，都源自真实临床场景中患者最关切的困惑；每一个答案，都饱含医者对生命最深沉的敬畏与关怀。本丛书不仅是知识的传递者，更是勇气的赋予者、希望的点燃者。它告诉患者：你并非孤身一人踏上抗病征途，现代医学已为你准备好御敌的铠甲；它提醒健康人：预防永远胜于治疗，健康生活方式便是最好的人生处方；它启迪每一位读者：了解自己的身体，就是对生命最好的尊重。

“在无声处听惊雷，于未病时筑长城。”本丛书的每一页都在诠释这个亘古不变的健康真理。从头顶到足底，从表及里，从局部到整体，这套丛书构建起一座守护全民健康的知识殿堂。愿每位读者都能从这些文字中汲取与身体对话的智慧，让生命在科学认知的守护下绽放应有的光彩。

因为守护健康的战役，从来不是一个人的孤军奋战，而是科学认知、医学精进与生命觉醒共同谱写的和谐乐章。当知识的光芒照进千家万户，当医学的温度融化疾病的坚冰，当每一个生命都能在正确认知中获得尊严与希望——这，便是这套丛书最深沉的使命，也是最美好的愿景。

健康是生命最宝贵的财富，认知是守护健康最有力的武器。愿这套丛书成为您与家人健康路上的良师益友，在岁月长河中守护生命之树常青，让健康中国的梦想在每一个家庭中生根开花。

中国科学院院士

中国医学科学院学部委员

2025年11月

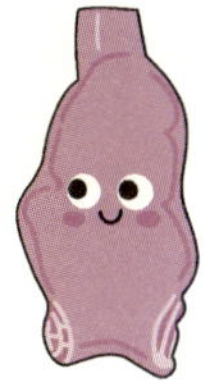

前言

“难言之隐”别忽视，肠道健康要重视！

你有没有过这样的经历：排便时感觉疼痛、大便中伴有出血，或者总觉得没排干净，甚至发现肛门周围有肿块脱出？这些让你常常感觉难以启齿的症状，其实可能是直肠在向你发出求救信号。

直肠，作为消化道的“最后一站”，尽管它只有 15cm 左右，却承担着储存和排出粪便的重要任务。然而，由于位置的特殊性及功能的相关性，它已成为许多疾病的高发地带。痔疮、肛裂、直肠息肉、直肠炎及直肠癌等疾病都可能找上门来，这些疾病不仅会影响患者的生活质量，甚至会威胁患者的生命。

很多人对直肠疾病存在误解，认为这是难言之隐、羞于就医，或者简单地将其归咎于“上火”，自行用药了事。殊不知，这种讳疾忌医的态度，很可能延误病情，以致错过最佳治疗时机。

事实上，大多数直肠疾病是可防可治的。通过了解直肠的常见疾病、症状表现、预防措施和治疗方法，我们可以更好地保护自己的肠道健康，远离“难言之隐”的困扰。

在《直肠疾病防治百问百答》这本书中，我们将用通俗易懂的语言，带你了解直肠的奥秘，揭开常见直肠疾病的神秘面纱，并为你提供实用的预防和保健建议。让我们一起关注肠道健康，守护生命“出口”！

编者

2025 年 5 月

目录

第一章

直肠检查

第二章

直肠占位性病变

第三章

直肠炎症性疾病

第四章

直肠解剖相关疾病

第五章

直肠功能性疾病

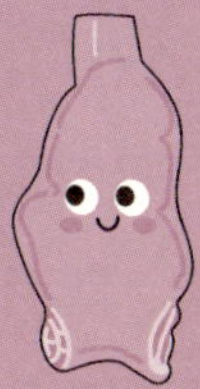

第一章

直肠检查

肛门检查是一种医学检查方法，用于评估直肠和肛门区域的健康状况。

肛门检查是体检中的一项重要内容，可以帮助医生了解患者的健康状况，发现一些潜在的疾病或异常情况。肛门检查通常包括肛门视诊、肛门触诊和普通肛门镜检查等。在进行肛门检查时，医生会仔细观察患者肛门及其周围区域的外观，检查是否有颜色改变、黏液、肛裂等异常。随后，医生会佩戴手套并使用润滑剂，通过手指或肛门镜对直肠内部进行检查，评估直肠壁的硬度、凹陷或其他异常。此外，医生还会询问患者在检查过程中是否感到不适或疼痛，以评估可能存在的问题。肛门检查对于筛查直肠癌、评估便秘和肠道疾病、检查肛门括约肌功能，以及检测肛门周围感染等方面都具有重要意义。

在进行肛门检查前，患者需要做好一些准备，如排净大便、保持空腹状态、放松心情等，并遵循医生的指导摆出合适的体位，以便医生更好地进行检查。同时，患者还需要保持会阴部和肛周的洁净，以避免感染。患者如果在检查过程中有任何不适或疼痛，应及时向医生反映，以便医生采取更合适的方式和更轻柔的动作进行检查。

综上所述，肛门检查是一种简单、有效的医学检查方法，可以帮助人们尽早发现和治疗直肠及肛门区域的疾病，维护身体健康。

1 肛门检查前患者需要做什么特殊准备吗

需要。

肛门检查（指检、肛门镜检查等）前患者需要清空肠道。通常医生会建议患者在检查前 1~2 天吃容易消化的食物，检查当天患者还可能需要服用轻泻剂或进行灌肠，以确保肠道清洁，便于检查。

2 所有人都能进行肛门检查吗

不是所有人都适合做肛门检查。

虽然，肛门检查是筛查肛肠疾病的重要手段，但并非人人适合。例如，对于严重肛裂或肛门炎症的患者，以及那些对肛门指检感到极度疼痛或不适的患者，可能需要避免或推迟检查。此外，对于年龄较小或无法配合的儿童患者，也需要谨慎考虑检查的方式和时机。

因此，在进行肛门检查前，医生会先对患者的身体状况进行评估，以确定其是否适合进行这项检查。

3 肛门指检时需不需要麻醉

一般情况下，肛门指检不需要麻醉。

肛门指检是一种相对简单的检查，医生会通过示指触摸肛门内部来检查是否有异常。大多数情况下，检查可以在没有麻醉的情况下进行，因为医生会使用润滑剂来减少患者的不适，并且动作会较轻柔。但在某些特殊情况下，如患者感到极度不适时，可能需要进行局部麻醉来减轻疼痛。局部麻醉后，患者可能会感到肛门区域的麻木或轻微不适，但这些症状通常是暂时的。

4 肛门指检前需要暂停服用治疗慢性疾病的药物吗

不需要，肛门指检前无须停用治疗慢性疾病的药物。

肛门指检不影响治疗慢性疾病药物的使用，可以按照平时的药物处方继续服用。

5 进行肛门检查时需要家属陪护吗

进行肛门检查时不需要家属陪护。

肛门检查是一项简单的检查，患者可以独立配合医师完成，不需要家属陪护。

6 经常便秘的患者，如何进行肛门检查的肠道准备

对于经常便秘、无法常规如厕的患者，需要特别注意接受肛门检查的肠道准备。

在便秘的情况下，患者可能需要提前几天调整饮食，增加膳食纤维摄入，并可能需要使用轻泻剂或进行灌肠，以确保肠道清洁。开塞露等灌肠剂建议在接受检查前的 1~2 小时使用。

7 有肠癌家族史的人群是否应该尽早或经常进行肛门检查

是的。对于有肠癌家族史人群，应该尽早进行肛门检查。

对于有结直肠癌家族史，但没有遗传性综合征的人群，建议从 45 岁开始进行结肠镜检查，检查的频率可以是每 3~5 年 1 次；到 45 岁后，每隔 3~5 年或 6 年不等进行 1 次结肠镜检查。

当然，不是所有人群的检查模式都是千篇一律。若有 1 名直系亲属患结直肠癌且发病年龄小于 50 岁，或有 2 名亲属患结直肠癌且你的年龄在 45~65 岁，可以考虑将监测时间缩短为每 3 年 1

次；连续监测 6 年，若检查期间未发现进展的腺瘤性息肉或结直肠癌，则可以将监测间隔时间放宽至 6 年。

因此，大家需要根据个人的具体情况，与医生讨论、确定适合自己的检查频率。

8 孕妇可以进行肛门检查吗

大部分情况下，不建议孕妇进行肛门检查。

妊娠期间，孕妇经常遇到痔疮、便秘等问题需要于普外科就诊。孕妇在就诊时可接受肛门检查中的肛门视诊，以便医生对其肛门周边皮肤、外痔的状态进行评估，但一定要根据患者的临床状况，进行综合判断、严谨评估后，按需实施肛门指检。肛门指检的动作容易刺激子宫，诱发宫缩，甚至可能导致先兆流产等。

肛门指检对于临产孕妇而言是非常必要的检查。通过肛门指检，助产士及产科医师可以评估胎儿的位置、大小以及宫颈口的情况，有助于了解孕妇及胎儿的健康状况。

怀孕初期，胚胎着床尚不稳定，孕妇如需进行肛门检查一定要谨慎对待，以降低流产风险。

9 进行直肠相关影像学检查需要空腹吗

需要。涉及增强造影剂的影像学检查（盆腔 CT 增强扫描、盆腔或直肠磁共振增强扫描等）患者在进行检查前都需要空腹。此外，涉及要进行钡剂灌肠的造影成像检查，也建议患者空腹并完成肠道准备。

涉及造影剂的影像学检查通常需要患者空腹 4 个小时以上，以避免食物和饮水对检查结果产生影响。这是因为进食后，胃肠道活动会增加，可能会干扰影像的清晰度，特别是在进行腹部 CT 或 MRI 等需要清晰显示腹部结构的检查时。此外，部分患者对于造影剂存在过敏反应，往往表现为恶心、呕吐等，检查前空腹可保护患者即使发生胃肠道相关不良反应，也可以减少呕吐物，避免发生气道误吸等。

若是单纯用于标记物定位的腹部立卧位片等则不需要患者进行严格禁食。

10 进行打造影剂的影像学检查后，患者是否会出现不适症状

部分患者应用造影剂后可能会出现恶心、呕吐、咳嗽、皮肤瘙痒、疼痛、心慌，甚至休克昏迷等不适。

因此，在接受涉及造影剂的影像学检查前，患者务必仔细阅读

告知书，知悉相关风险，并按照要求做好检查前的准备。完成检查后，患者不要马上离开检查区，应遵循医嘱观察适当时间后方可离开。大部分检查建议患者留守观察半小时，观察期间如果出现严重反应应立即告知医生。

11 直肠磁共振、钡剂灌肠或直肠超声检查前，患者一定要进行肠道准备吗

是的，在进行上述检查前均需要做肠道准备。

肠道内存在粪便对于这些需要精准判断肠道内情况的检查形成严重干扰。有些粪块在影像学中呈现形式与“肿瘤”相似，以致影像科医生及临床医生难以做出精准判断。

因此，为了让医生获取更为清晰的肠道影像，我们需要检查前彻底清空肠道，以便更准确地观察直肠和结肠内的情况。

12 功能性检查会不会损伤患者肠道或引发出血

功能性检查（如肛门指检或影像学检查）通常不会损伤患者肠道或引发出血，但如果患者感到不适或存在特殊情况，应及时告知医生。

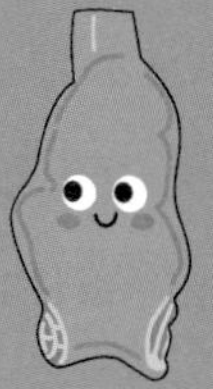

第二章

直肠占位性病变

直肠，作为消化道的“最后一站”，承担着储存和排便的重要任务。然而，这个看似不起眼的部位，却可能潜藏着一些“不速之客”——直肠占位性病变。

“直肠占位”听起来很陌生，但其实它离我们并不遥远。简单来说，直肠占位指直肠内出现了异常的肿块或隆起，可能是良性的（如息肉、腺瘤），也可能是恶性的（如直肠癌）。这些“占位”的存在，会影响直肠的正常功能，导致便血、排便习惯改变、腹痛等一系列症状，严重时甚至危及生命。

很多人对“直肠占位”存在误解，认为这是治不好的恶性肿瘤，或者认识患病后只能把肛门切除。事实上，大多数直肠占位性病变都是可防、可治的，关键在于早发现、早诊断、早治疗。

13 直肠的良性肿瘤都有哪些

直肠常见的良性肿瘤有息肉、腺瘤，而神经鞘瘤、平滑肌瘤、血管平滑肌瘤等则较为少见。临床上女性患子宫内膜异位症有时也会浸润到直肠附近形成结节或息肉，在诊断时也应加以鉴别或排除。

需要注意的是，部分息肉或腺瘤可能会随着时间的推移演变为恶性肿瘤。因此，及时发现和治疗直肠良性肿瘤是非常重要的。

14 是不是年纪大的人更容易患直肠良性肿瘤

是的。直肠良性肿瘤通常与年龄、遗传因素和生活方式等多种因素有关。定期进行肠镜检查可以帮助及早发现和处理这些情况，降低发展成恶性肿瘤的风险。

但应注意的是，现在良性肿瘤、恶性肿瘤都有低龄化趋势。因此，若存在高危因素，即便是年轻人也应该注意防治。

15 哪些生活习惯会增加直肠良性肿瘤的患病风险

可增加直肠良性肿瘤患病风险的生活习惯有很多，主要包括以下几种。

（1）不健康饮食：高脂肪、低纤维的饮食可能增加风险，尤其是红肉和加工肉类的摄入。

（2）缺乏运动：久坐不动的生活方式与多种消化系统问题相关，包括患直肠息肉的风险。

（3）肥胖：体重过重与多种类型肿瘤的患病风险增加相关，包括直肠息肉。

（4）吸烟：吸烟被认为是多种癌症的风险因素，也可能与肠道健康相关。

（5）**酗酒**：过量饮酒与多种健康问题有关，其中就包括结肠和直肠的肿瘤。

（6）**家族史**：如果家族中有人曾患结直肠癌或直肠息肉，那么患病风险会有所增加。

（7）**患慢性疾病**：如果患有炎症性肠病（克罗恩病或溃疡性结肠炎）等，也会增加患肿瘤的风险。

保持健康的生活方式，包括均衡饮食、适量运动和定期体检，有助于降低患癌风险。

16 直肠良性肿瘤患者有哪些症状

大多数直肠息肉或腺瘤患者在早期往往没有明显症状，通常是在常规体检或筛查中（如内镜等）发现。随着直肠息肉的增大或数量增多，患者可能出现以下症状。

（1）**便血**：粪便中带有鲜红色或暗红色血液，长期慢性出血可导致贫血，患者表现为面色苍白、乏力等。

（2）**排便习惯改变**：如腹泻或便秘。

（3）**腹痛或不适**：可能会感到下腹部隐痛或不适感。

由于这些症状也可能由其他肠道疾病引起，如果有类似表现，建议及时就医进行检查和评估。定期进行肠镜检查可以帮助及早发现息肉，尤其对于存在风险因素的人群十分重要。

17 判断是否患直肠良性肿瘤，需做哪些检查

通常会进行以下几种检查。

（1）**肠镜检查**：这是最常见且有效的检查方法，可以直接观察肠道内壁，发现息肉或其他异常。部分息肉或肿瘤经评估后，可直接进行活检或者内镜下治疗。

（2）**影像学检查**

CT扫描：可以帮助评估肠道及周围组织的状况。

MRI：在某些情况下，MRI也可以用于评估直肠和周围结构。

（3）**超声检查**：肛门直肠超声可以帮助评估直肠的内部情况。

（4）**实验室检查**：如粪便潜血试验，可以作为初步筛查的方法。

18 直肠良性肿瘤的治疗方法有哪些

直肠良性肿瘤的治疗方法有很多，主要包括以下几种。

（1）**内窥镜切除**：对于小型息肉，在进行肠镜检查时可直接切除。这是最常见的治疗方法，通常是安全且有效的。

（2）**手术切除**：如果肿瘤较大或存在其他并发症，患者可能需要进行外科手术切除。

（3）**定期监测**：如果肿瘤被认定为低风险且不需要立即治疗，患者可以定期进行复查，以监测肿瘤的变化。

（4）生活方式调整：在治疗过程中，患者需保持健康的饮食、增加锻炼并维持适当体重，有助于改善整体肠道健康。

具体的治疗方案，医生会根据患者的肿瘤类型、大小和个体健康状况来进行制定。

19 直肠良性肿瘤患者可以通过药物治疗吗

直肠良性肿瘤（如腺瘤性息肉）通常不能通过药物来治疗。主要的治疗方法是通过内窥镜切除或外科手术来去除肿瘤。不过可以通过服用一些药物来缓解症状或改善肠道健康，具体如下。

（1）抗炎药物：如果伴有炎症性肠病等情况，使用抗炎药物也许会改善症状。

（2）益生菌：有助于改善肠道微生物平衡，促进肠道健康。

（3）纤维补充剂：有助于改善排便，减少便秘的发生。

对于直肠良性肿瘤的治疗，最有效的方法还是通过手术进行切除。建议与医生讨论适合的具体治疗方案。

20 直肠良性肿瘤患者治愈后还会复发吗

是有可能复发的。其复发的风险取决于多个因素，具体如下。

（1）**肿瘤类型**：患某些类型的息肉（如腺瘤）的人群相对较容易复发，尤其是在手术切除不完全的情况下。

（2）**个体差异**：每个人的生理和遗传因素不同，有些患者可能更容易再生息肉。

（3）**生活方式**：饮食、运动等生活习惯的改变可以影响患者的肠道健康，进而影响息肉的复发风险。

（4）**是否进行定期监测**：定期进行肠镜检查有助于及早发现复发的息肉，及时处理。

因此，虽然直肠良性肿瘤可以治愈，但患者在治疗后保持定期检查和健康的生活方式是非常重要的。如果患者出现任何症状或担忧，建议及时咨询医生。

21 哪些人容易患直肠癌

直肠癌的易感因素有很多，主要包括以下几种。

（1）**遗传因素**：遗传性结直肠癌家族史。

（2）**高风险因素**：如吸烟、饮酒、红肉和加工肉摄入多、蔬菜和水果摄入少，以及肥胖等。

（3）**其他因素**：包括是否使用阿司匹林、某些非甾体抗炎药或他汀类药物，是否进行月经激素治疗，是否患有 2 型糖尿病或炎症性肠病，以及种族、性别（男性）等。

22 直肠癌会遗传或传染吗

直肠癌不会传染，但可能会遗传。

如果家族中有人患有结直肠癌或某些遗传性疾病（如家族性腺瘤性息肉病或林奇综合征），那么其他家庭成员的患病风险就会相应增加。这些患者的家属应及时进行内镜检查。

23 大便带血是不是意味着患直肠癌

大便带血并不意味着患直肠癌，同样，直肠癌患者也不一定会出现大便带血。

有多种原因可导致出现大便带血，除可能患直肠癌外，还有可能是以下几种情况。

（1）**痔疮：** 导致患者便血最常见的原因，患者通常伴有疼痛和不适。

（2）**肠息肉：** 良性肿瘤，可能导致患者便血。

（3）**炎症性肠病：** 如患克罗恩病或溃疡性结肠炎，可能导致患者便血。

（4）**肠道感染：** 某些感染也可能导致患者便血。

无论便血的原因是什么，都建议患者尽快就医，进行必要的检查。医生可以通过肠镜检查或其他方法确定便血的原因，并提供合适的治疗方案。

24 肠镜检查可以确诊直肠癌吗

可以。

肠镜检查可以直接观察肠道内壁，发现息肉、肿瘤或其他异常变化。如果在检查中发现可疑的病变，医生可以通过活检（即取出一小块组织进行病理检查），以确定是否存在癌细胞。肠镜检查是筛查和早期发现直肠癌的重要工具，尤其是对于存在风险因素的人群。

因此，如果出现相关症状或存在风险因素，定期进行肠镜检查是非常重要的。

25 肛门指检能查出直肠癌吗

不一定。

在肛门指检过程中，医生通过手指检查患者直肠内壁，可能会发现一些异常情况，如肿块、肿胀或其他异常。然而，因肛门指检的敏感性和准确性有限，只能检查距离肛缘非常近的肿瘤，是无法替代肠镜检查的。

因此，肛门指检可以作为初步筛查的一部分，但确诊直肠癌通常需要更详细的检查，如肠镜检查和活检。如果有症状或风险因素，建议咨询医生并进行更全面的检查。

26 内镜确诊直肠癌后还需进行哪些检查

如果内镜检查确诊为直肠癌，通常需要进一步的检查来评估癌症的分期和扩散情况，具体检查如下。

（1）影像学检查

1）计算机断层扫描术（CT）：用于检查癌症是否扩散到其他器官（如肝脏、肺等）。

2）磁共振成像（MRI）：特别适用于评估直肠癌的局部浸润和淋巴结情况。

3）正电子发射体层摄影（PET）：有时用于检测远处转移。

（2）血液检查：肿瘤标志物［如癌胚抗原（carcinoembryonic antigen，CEA）］检测，可以帮助评估治疗效果和监测复发风险。

（3）胸部X线检查：用于评估肺部是否有转移。

（4）淋巴结活检：如果有可疑的淋巴结，可能需要进一步检查。

根据患者的具体情况，医生会让患者进行必要的检查，以便根据检查结果为患者制定最适合的治疗方案。此外，与医生详细讨论病情对患者来说是非常重要的，医生会根据患者的需要给予可行的建议。

27 直肠癌患者一定要切除肛门吗

不一定。

直肠癌患者的手术治疗方式取决于很多因素，包括肿瘤的位置是否靠近肛门、肿瘤的大小、肿瘤的分期及患者的身体状况等。如果肿瘤距离肛门尚有一定距离，或者肿瘤处于早期，医生可能会选择保留肛门的手术方式。

此外，随着医疗技术的进步，现在有多种新的手术技术、器械、新辅助肿瘤降期治疗等，为保留肛门提供了更多可能。

28 直肠癌患者手术后有哪些注意事项

直肠癌患者手术后，有以下几点需要注意。

（1）饮食方面：做完手术后早期患者应遵循流质或半流质饮食，如米粥、面汤等，逐渐过渡到软食或普通饮食。避免摄入质地过硬、高脂油腻、刺激性和辛辣的食物，如辣椒、芥末、肥肉等。同时，增加新鲜蔬果的摄入（如富含维生素的水果和蔬菜），有助于增强免疫力，促进身体恢复。需要注意食物搭配，适当摄入高蛋白、高热量食物（如鱼肉、牛奶、鸡蛋等），但应避免摄入油炸和腌制食品。

（2）活动方面：有研究表明，患者手术后适当地尽早下地活动有助于恢复肠道功能，预防血栓相关疾病的发生等。但切不可操之过急，以免影响伤口愈合。

（3）心理状态：患者手术后可能会伴随着一些心理问题，如焦虑、抑郁等。患者可以多和家人朋友交流，增加娱乐休闲活动，以保持心情愉快。

（4）药物使用：如果医生根据患者病情及术后恢复情况开具药物处方，患者请按医嘱使用，不要自行停药或更改用药方式。

（5）按时随访：手术后需要定期复查，跟进治疗效果，防止术后复发。推荐术后前2年每3个月复查1次，2年之后每半年复查1次，5年之后每年复查1次。在每次随访中，可能需要患者完善相关检查，如血常规、生化常规、凝血功能等基本检查，以及胸腹部CT、腹部超声等影像学检查。

（6）伤口护理：手术部位需要保持清洁、干燥，以避免感染。腹部伤口患者一般术后7~9天，视伤口愈合情况判定是否可以拆线；有人工造口的患者，需要注意造瘘袋的护理和造瘘口周围皮肤的清洁、干燥，可以视情况于造口护理门诊就诊。

（7）排便情况：术后需注意观察患者的排便情况，如果出现大便次数增多、颜色改变等情况应及时告知医生，并及时进行处理。

综上所述，直肠癌患者手术后的注意事项涉及多个方面，需要患者和家属共同努力，积极配合医生给出的治疗方案和康复建议，以促进患者早日康复。

29 直肠癌患者手术后会不会大便失禁

直肠癌患者手术后有可能会出现大便失禁或排便功能受损。

这主要是手术引起的组织水肿或在手术过程中损伤到肛门周围的括约肌或神经，导致肛门控制能力下降。此外，直肠癌手术通常需要切除一段肠管，可能包括直肠壶腹肠管，使得直肠的粪便储存能力和感觉能力下降，也可能出现大便失禁的情况。不过，大多数患者在手术后会逐渐恢复肛门控制能力，只有少数患者可能还需要进一步的治疗或手术来改善大便失禁的情况。

因此，直肠癌手术后患者和家属应密切关注患者的排便情况，如有异常应及时就医。

30 人工肛门是永久性的吗

不一定。

人工肛门的使用时间取决于多种因素，如手术原因、患者恢复情况等。如果是由于某些肠道疾病而暂时做的人工肛门，多数患者在后期是可以还纳的。然而，对于低位直肠癌等需要永久性造瘘的情况，人工肛门可能会成为永久性的。此外，对于某些患有慢性结肠病变或需要长期肠道管理的患者，也可能需要终身使用人工肛门。

因此，一旦做了人工肛门，是否为永久性需要根据患者的具体情况和医生的评估来确定。同时，患者在日常生活中也需要注意人工肛门的护理和保养，以提高生活质量。

值得注意的是，目前人工肛门管理技术日趋成熟，社会对有人工肛门的患者人群也越来越友好，已有部分地区在公共区域设有专为该人群设计的卫生间，即便是不得不行永久性人工肛门，也不用过分畏惧或有心理负担。

31 直肠癌患者一般要进行多久的放射治疗

一般需要 4~7 周的时间，具体时间受到多种因素的影响，每位患者可能略有不同。

（1）根治性放射治疗（简称“放疗”）：通常需要放疗 30~35 次，可能需要 6~7 周的时间。

（2）术前放疗（新辅助放疗）或术后放疗（辅助放疗）：一般需要放疗 25 次左右，大约需要 5 周的时间。术前放疗可以使肿瘤缩小，降低肿瘤分期，从而增加手术的成功率和保留肛门括约肌的机会。术后放疗则适用于手术后病理检查结果显示有癌细胞残余或高危复发的患者，有助于降低局部复发的风险。

（3）姑息性放疗：主要适用于晚期直肠癌患者，以减轻症状、提高生活质量为目的。一般需要放疗 20 次左右，大约需要 4 周的时间。

此外，还有一种短程放疗方案，可能只需要进行 5 次（即 1 周的时间），然后在一周内进行手术治疗。但请注意，具体的放疗周期和方案应由医生根据患者的具体情况制定，以确保达到最佳的治疗效果。

32 直肠癌患者一定要进行放射治疗吗

不一定。

放射治疗（简称“放疗”）是直肠癌治疗的一种重要手段，但并非所有直肠癌患者都需要进行放疗。一般来说，对于早期直肠癌患者，如果肿瘤较小且位置较高，通过手术切除后，可能不需要进行放疗。然而，对于肿瘤较大、浸润较深或伴有淋巴结转移的直肠癌患者，放疗可以作为术前或术后的辅助治疗手段，以提高治疗效果和降低复发风险。

此外，放疗还可以用于缓解晚期直肠癌患者的症状，如梗阻症状等。部分存在不完全性肠梗阻患者，放疗后局部组织水肿可能会诱发完全性肠梗阻，此时患者及家属需注意一下有无腹痛、腹胀、排气及排便等，如治疗期间有特殊症状应及时就诊。

33 直肠癌患者进行放射治疗有哪些不良反应

放射治疗（简称“放疗”）的不良反应主要包括以下几方面。

（1）皮肤反应：放疗会导致患者受照射部位的皮肤变得红肿、发痒、脱皮，甚至破裂、糜烂和溃疡。这些皮肤反应通常在治疗开始后 2~3 周出现，并随着治疗的进行逐渐加剧，但治疗结束后几周内就会逐渐消退。

（2）疲劳：放疗会使患者感到身体疲惫和乏力，严重时甚至影响日常生活。这种疲劳可能会持续数周甚至数月，患者需要充分休息和适当锻炼来缓解。

（3）消化道反应：放疗对胃肠道组织的影响会导致恶心、呕吐、腹泻、食欲减退及肠道不适等消化道症状。这些症状可能会在治疗期间持续存在，并需要患者密切关注自己的消化系统状况，及时就医。

（4）生殖系统问题：放疗可能会对生殖系统产生不良影响，包括生殖器功能障碍和不孕。

（5）局部组织损伤：如放射性肠炎和放射性膀胱炎等。放射性肠炎可能导致腹泻、腹痛及便血等症状，严重时可引起肠梗阻或穿孔。放射性膀胱炎可能出现尿频、尿急、尿痛等症状。

这些不良反应的严重程度和持续时间因人而异，且并非所有患者都会出现所有不良反应。在治疗过程中，患者需要密切关注自身身体状况，及时与医生沟通，以便医生根据患者的具体情况调整治疗方案，从而降低不良反应的影响。同时，患者也可以通过良好的护理、适当的锻炼和营养支持等方式来缓解放疗带来的不适。

34 放射治疗有什么禁忌证吗

放射治疗（简称“放疗”）确实存在一些禁忌证。

放疗是利用放射线来杀死或抑制癌细胞的生长，但它也可能对正常细胞造成伤害。因此，如果患者有一些特殊情况，就不能进行放疗。比如，患者同时患有严重的心脏病、糖尿病等疾病，可能无法耐受放疗的不良反应。此外，如果放疗部位存在感染，或者患者自身的免疫系统功能低下，放疗可能会加重其感染的风险。还有，放疗对胎儿有不利影响，因此孕妇和哺乳期妇女需谨慎考虑放射性治疗。

综上所述，放疗前医生会全面评估患者的身体状况，确保治疗的安全性和有效性。

35 直肠癌手术切干净后，患者还需要进行化学治疗吗

对于中期及晚期直肠癌患者，即使接受了根治性手术，术后经评估，有时患者还是需要进行化学治疗（简称“化疗”）的。

这是因为即使手术切除了可见的肿瘤，但仍有可能存在微小的癌细胞残留。化疗可以帮助杀死这些残留的癌细胞，减少患者复发的风险。特别是对于那些中晚期、病理类型较差或存在高危因素的直肠癌患者（如病理见神经脉管侵犯等），化疗的作用尤为重要。所以，是否需要化疗还得看具体情况，要听医生的建议。

36 进行结直肠癌化学治疗有哪些不良反应

根据化学治疗（简称“化疗”）的用药方案不同，化疗对于每一个结直肠癌患者的不良反应可能也有所不同，但最常见的不良反应包括以下几种。

（1）胃肠道反应：如恶心、呕吐、腹痛、腹泻、便秘及食欲减退等。这些反应通常是由于化疗药物对胃肠道黏膜的刺激和损伤所致。

（2）骨髓抑制：表现为白细胞、血小板和红细胞数量的减少，可能导致贫血、易感染、出血等问题。这是因为化疗药物在杀死癌细胞的同时，也会影响患者骨髓中正常血细胞的生成。

（3）神经毒性：某些化疗药物（如奥沙利铂）可能导致末梢神经炎，患者表现为手脚麻木、对冷刺激异常敏感等。

（4）脱发：虽然相对少见，但部分结直肠癌患者在化疗过程中可能会出现脱发的情况。这主要是由于化疗药物对患者毛囊细胞造成损伤所致，但停止化疗后，头发通常会重新生长。

（5）肝肾功能损害：化疗药物需要经过肝脏和肾脏代谢，可能会对这两个器官造成一定的损害。因此，在化疗过程中需要密切监测患者的肝肾功能，必要时需要进行保肝、保肾治疗。

此外，结直肠癌化疗还可能引起一些其他不良反应，如过敏反应、心脏毒性、口腔黏膜炎等。但需要注意的是，并非所有患者都会出现上述不良反应，且不良反应的严重程度也因人而异。

因此，在化疗过程中，患者需要密切关注自己的身体反应，并及时与医生沟通，以便医生根据患者的具体情况调整治疗方案，从而减轻不良反应的影响。

37 什么是结直肠癌新辅助治疗

结直肠癌新辅助治疗是在手术前对结直肠癌患者进行的一系列治疗，旨在达到缩小肿瘤、降低肿瘤分期，以及提高手术效果和远期生存率。

简单来说，新辅助治疗就像是给手术加了个“前置任务”。

在手术前，医生会根据患者的具体情况，选择放疗、化疗或放化疗结合的方式，来削弱或缩小肿瘤，降低手术的难度和风险，同时提高手术的成功率和患者的生存率。

这就像是在打仗前，先对敌人进行一番“火力侦察”和“削弱”，为接下来的“总攻”做好充分的准备。

38 医生建议进行新辅助治疗，是因为没机会手术了吗

不是的。医生建议患者进行新辅助治疗，是为了给患者创造更好的手术机会。

新辅助治疗就像是手术前的一个“加强训练”，它可以帮助缩

小肿瘤，降低手术难度和风险，提高手术切除的成功率。这样，医生在手术时就能更容易、更安全地切除肿瘤，患者的治疗效果和预后也会更好。

因此，别担心，新辅助治疗是为了让患者能够更好地准备手术，提高手术的成功率。

39 直肠癌转移到肝肺，还可以进行手术吗

还有机会。

直肠癌转移到肝肺，有时仍然可以做手术。直肠癌转移到肝肺意味着病情已经进入了比较晚的阶段，但并不意味着完全不能手术。医生会根据患者的具体情况，包括肿瘤的大小、位置、数量及患者的身体状况等，来评估是否可以进行手术。如果患者的身体状况良好，且转移灶相对较少、位置适宜，那么医生可能会考虑让其进行姑息性手术，以切除部分肿瘤，减轻症状，提高生活质量。

但需要注意的是，手术并不是唯一的治疗方式，化疗、放疗、靶向治疗等也是常用的治疗手段，患者需要在医生的指导下选择最适合自己的治疗方案。

40 什么是转化治疗

转化治疗是为了让原本难以切除的肿瘤变得可以切除。

简单来说，转化治疗就是通过一系列的治疗手段，比如化疗、靶向治疗、免疫治疗及放疗等，来“改造”肿瘤，让它从原本大而硬的状态，变得小一些、软一些，这样医生就有可能通过手术对其进行切除。这对于那些原本因为肿瘤太大或位置不好而无法手术的患者来说，是一个很好的治疗机会。

41 转化治疗方案是如何制定的

结直肠癌患者的转化治疗方案是根据患者的具体情况量身定制的。

每个患者的肿瘤情况、身体状况都不一样，所以医生在制定转化治疗方案时，会综合考虑患者的肿瘤大小、位置、身体状况等因素，来选择最适合患者的治疗方式，比如化疗、放疗、靶向治疗及免疫治疗等，或者是这些治疗方式的组合。

就像量体裁衣一样，医生会根据患者的具体情况来“裁剪”出最适合患者的治疗方案。

42 进行转化治疗时，患者有哪些需要注意

进行转化治疗时，需要注意与医生保持密切沟通，并遵循医嘱按时服药和检查。

这是因为转化治疗是一个复杂且需要持续监测的过程。与医生保持密切沟通，可以让医生及时了解患者的身体状况和治疗反应，从而根据患者的具体情况调整治疗方案。同时，按时服药和检查也是非常重要的，这可以确保治疗的有效性和安全性。

因此，患者在接受转化治疗期间，一定要积极配合医生的治疗建议，并保持良好的生活习惯和心态。

43 直肠癌患者可以进行中药治疗吗

直肠癌可以进行中药治疗，但通常只作为辅助治疗手段。

虽然中药可以帮助直肠癌患者缓解症状，如便血、疼痛、腹泻等，提高患者的生活质量、调理身体、增强患者的免疫力，但中药并不能像手术或放化疗那样直接去除肿瘤。因此，中药在直肠癌的治疗中主要扮演辅助角色，与手术、放化疗等方法结合使用，以达到更好的治疗效果。

患者在接受中药治疗时，应严格遵循医生的指导，并定期复查，以便医生根据患者的病情变化及时调整治疗方案。

44 患者在化学治疗期间可以同时进行中药治疗吗

可以，但一定要在专业医生的指导下进行。

化学治疗（简称“化疗”）是一种使用化学药物杀灭肿瘤细胞的治疗方法，但它也可能带来一些不良反应，如恶心、呕吐、白细胞减少等。中药治疗则可以通过多种途径调节患者的身体状况，增强机体免疫力，减轻化疗的不良反应，有助于患者病情的恢复。

然而，需要注意的是，中药与化疗药物之间可能存在潜在的相互作用，而且增加患者总的用药，也会增加机体肝肾代谢药物的负担。因此，患者需要寻求专业医生的指导，通过正规治疗途径，避免使用与化疗药物存在冲突的中药，同时也需要密切关注自己的身体反应，如有不适应及时与医生沟通。

综上所述，化疗期间并行中药治疗需要在专业医生的指导下进行，以确保治疗的安全性和有效性。

45 患者在复查时需要注意哪些指标

结直肠癌患者术后复查时，需要注意肿瘤标志物、影像学检查等指标。

一般患者在术后 3 个月复查时会进行血液及影像学检查，如全血细胞分析、肝肾功能及肿瘤标志物检测，以及 CT、B 超等检查，以观察患者术后的恢复情况、身体基本情况，以及肿瘤有没有复发或转移等，以便制定后续治疗和随访的方案。

值得注意的是，并不是每次复查所做的检查项目都一样，会由临床医师根据相关的指南，结合患者个体情况来制定。

46 直肠癌患者术后复查的频率和周期是如何确定的

直肠癌患者术后的复查频率如下所示。

（1）术后 1 个月： 进行第一次复查，主要检查手术的恢复情况、切口愈合情况以及肛门直肠的功能等。

（2）术后前 2 年： 这是复发和转移的高发期，因此建议每 3~6 个月复查 1 次，即每年复查 3~4 次。这样可以更密切地监测患者的恢复情况，及时发现并处理潜在的复发或转移情况。

（3）术后 2~5 年： 随着病情逐渐稳定，复查频率可适当延长至每半年 1 次。但在这个阶段，仍需保持一定的关注度，确保患者的健康。

（4）术后 5 年以上： 虽然直肠癌复发的概率在术后 5 年后会有所降低，但仍需进行定期复查以确保患者的健康。建议每年进行 1 次复查，复查内容包括血液检查、影像学检查，必要时还需进行肠镜检查。

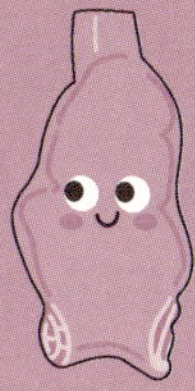

第三章

直肠炎症性疾病

直肠炎症，顾名思义，就是直肠黏膜发生了炎症反应。它可能由多种因素引起，比如感染、饮食不当、自身免疫反应等。常见的直肠炎症性疾病包括溃疡性直肠炎、放射性直肠炎、感染性直肠炎等。这些疾病虽然病因不同，但都会导致患者直肠黏膜受损，出现腹泻、腹痛、便血等症状，严重时甚至可能引发并发症，威胁患者健康。

很多人对直肠炎症存在误解，认为这是“小毛病”，忍一忍就过去了，或者可以自行用药解决。殊不知，这种忽视的态度，很可能延误病情，导致炎症迁延不愈，甚至增加癌变风险。

直肠炎症，我们应该将其视为疾病正确地去面对并治疗，不应该当作单纯“上火”而不予重视。接下来我们探讨一下直肠炎症性疾病应如何诊断及预防！

47 哪些人容易患直肠炎

以下人群易患直肠炎。

（1）不安全的性行为者：由于直肠炎可以由多种感染引起，其中包括与性传播感染有关的病原体。因此，进行不安全性行为的人患直肠炎的风险会更高。

（2）患炎性肠病者：患炎症性肠病（如克罗恩病或溃疡性结肠炎）者，患直肠炎的风险会更高。

（3）因患某些癌症而进行放射治疗者：因患有如直肠癌、卵巢癌或前列腺癌等盆腔肿瘤，需要接受直肠或靠近直肠的放射治疗的患者，会更容易患直肠炎。

48 患直肠炎后会发展为直肠癌吗

有可能，但具体取决于直肠炎的病因。

直肠炎本身并不会直接转变为直肠癌，但是如果肠道长期受到炎症刺激，伴随息肉生长，则可能会导致直肠癌的发生。

多数直肠炎（如感染性直肠炎）患者经过规范治疗后能够痊愈，未来发生直肠癌的概率很低。但是，有些特殊类型的直肠炎（如溃疡性直肠炎）因为本身容易反复发作，导致肠道炎症迁延不愈，根据病变范围、病情严重程度和病程时间不同，其癌变的风险会逐渐增加，因此需要严格治疗和监测。

因此，一旦发现患直肠炎，需要及时就医，根据直肠炎的类型进行规范治疗和复查，以降低其未来癌变的可能。

49 直肠炎和痔疮有关系吗

没有明确的直接关系。

直肠炎和痔疮是两种不同的疾病。直肠炎是由于直肠黏膜发炎所引起，常见的症状包括便血、腹泻、腹痛等，而痔疮则是直肠黏膜下的静脉发生扩张和曲张所导致，常见的症状包括便血、肛周瘙痒、肛门疼痛等。两种疾病有可能同时发生，且直肠炎和痔疮两者的症状有部分相似（如便血），有些患者因为症状不典型，容易因此耽误诊断和治疗。

此外，两种疾病随着时间推移也可能会相互促进，进一步加重病情。因此，当发现有不适时，应该尽快就医接受进一步的检查和治疗。

50 直肠镜检查可以确诊直肠炎吗

可以。

直肠镜检查不仅可以让医生直接了解患者肠道的情况（如炎症的范围、性质等），评估病情的严重程度，还可以对病变部位取肠道黏膜组织样本进行活检，对诊断直肠炎和明确直肠炎的病因非常重要。

此外，直肠镜还可以帮助医生排除患者是否患有其他肠道的疾病，如直肠癌、直肠息肉、痔疮等。

51 直肠炎患者能通过药物治疗吗

可以。

事实上，直肠炎患者在一般情况下通常都会先考虑以药物治疗为主，若情况特殊或效果不佳才会考虑采取其他治疗手段（如手术）。

直肠炎的病因多种多样，因此需要根据不同病因给予相应的药物治疗。例如，由于感染引起的直肠炎（如细菌感染和病毒感染），主要给予抗生素或抗病毒药物进行抗感染治疗。

对于与自身免疫有关的直肠炎（如溃疡性结肠炎），则需根据情况考虑给予抗炎药物、类固醇、免疫调节药等控制炎症。

对于放射性直肠炎，可考虑包括药物治疗在内的综合治疗，以降低放疗带来的肠道损伤与不适。

52 直肠炎患者内科治疗无效时，能通过手术治疗吗

需要慎重考虑。

由于直肠炎具有一定的自限性，并且手术治疗的疗效目前仍不确切，直肠炎一般优先考虑通过内科治疗来缓解症状和避免病情进一步加重。内科治疗不单指药物治疗，还包括饮食干预、生活方式调整、心理治疗等。只有当已经采取所有内科治疗措施治疗

效果仍不佳，且患者病情严重或持续恶化时，才会考虑进行手术治疗。

此外，如果患者出现严重的并发症（如出血、坏死、瘘管、穿孔等），这时也会考虑手术治疗先控制病情，再进一步治疗。

53 直肠炎被治愈后，患者要多久复查一次

已治愈直肠炎患者的复查时间间隔，主要取决于疾病的类型、严重程度，并且需要医生进行综合评估。

一般在初次诊断为直肠炎后，医生可能会建议患者在短时间内（如几周至几个月）进行复查，以评估治疗效果和了解疾病进展情况。当患者病情得到控制并趋于稳定后，可以适当延长复查时间（如6个月至1年）进行一次复查，目的在于监测患者肠道状况，检查是否有存在恶化、复发或癌变的可能。

如果患者出现病情加重或复发的情况（如腹痛、腹泻等症状明显），则应立即就医，后续可能需要更频繁地进行复查以便医生及时调整治疗方案。

常规复查的内容包括实验室检查、影像学检查、肠镜检查等。

54 溃疡性直肠炎会遗传吗

溃疡性直肠炎有一定的遗传倾向。目前研究发现，有一级亲属患溃疡性直肠炎的个体发生溃疡性直肠炎的可能性比一般人群更高，提示遗传因素可能是此病发病的一个重要因素。但是，这并不意味着如果家族中有一级亲属患有溃疡性直肠炎，其后代就一定会患病。免疫系统失调、生活方式、饮食等也可能导致溃疡性直肠炎的发生。

因此，对于有家族遗传史的人群，不要过于慌张，建议定期进行肠道检查，尤其是肠镜检查，以便及时发现并治疗潜在的肠道问题。同时，保持良好的生活习惯和饮食习惯也有助于预防溃疡性直肠炎的发生。

55 溃疡性直肠炎会发展为直肠癌吗

会的。

溃疡性直肠炎患者如果病情控制不佳或病变范围广泛，时间太长可能会癌变成为结直肠癌，并且随着时间增长，癌变的风险也会随之进一步增加。此外，研究表明如果患者在溃疡性直肠炎的基础上具备某些危险因素，如结直肠癌家族史和存在原发性硬化性胆管炎，则未来罹患肠癌的风险也会显著增加。

因此，在诊断有溃疡性直肠炎之后，患者需要接受规范治疗，并且根据病情严重程度和治疗效果定期追踪病情。

56 哪些人容易患溃疡性直肠炎

溃疡性直肠炎与多种危险因素有关，主要包括以下几种。

（1）遗传因素：有研究发现，如果自身有一级亲属患有溃疡性直肠炎，则未来罹患溃疡性直肠炎的概率会比一般人群更大。

（2）年龄：研究表明，溃疡性直肠炎患者的发病年龄较为年轻，一般在 30 岁前。但是溃疡性直肠炎也可能在其他年龄段发病。

（3）生活方式与环境因素：有研究发现，居住在市区、开发程度较高地区的人群其溃疡性直肠炎的发病率更高，提示环境因素和饮食习惯可能是该疾病的危险因素之一，但是具体因素仍不明确。

（4）免疫系统：各种感染或自身免疫系统紊乱可能导致溃疡性直肠炎的发生。

57 溃疡性直肠炎患者有哪些症状

溃疡性直肠炎的症状非常多样。

（1）常见的腹部症状主要包括：①腹痛；②腹泻；③排便带血

或带有黏液；④里急后重（有便意但排便时排不出来）。

此外，有些病情较为严重的患者可能还伴有多种全身症状，包括体重减轻、发烧、心动过速、乏力，甚至恶心和呕吐等。部分患者可能会有急性的并发症如严重出血、暴发性结肠炎和中毒性巨结肠、肠道穿孔。

（2）溃疡性直肠炎还可以有多种肠外表现，具体如下。

1）关节：外周关节炎、脊柱关节炎。

2）皮肤黏膜：结节性红斑、坏疽性脓皮病。

3）眼部：葡萄膜炎、巩膜炎、结膜炎及虹膜炎。

4）肝胆：原发性硬化胆管炎、脂肪肝、自身免疫性肝病。

5）血管：静脉血栓栓塞、动脉血栓栓塞。

58 怀疑溃疡性直肠炎时，患者要进行哪些检查

当出现持续或反复发作的腹泻、黏液血便、腹痛及里急后重等症状，怀疑溃疡性直肠炎时，患者需要进行一系列的检查以明确诊断。通常包括以下几种。

（1）体格检查：患者一般状况和营养状态，并进行详细的腹部、肛周、会阴检查和直肠指检。检查口腔、皮肤、关节及眼部等肠外表现和肛周情况。

（2）实验室检查：血常规、红细胞沉降率（erythrocyte sedimentation rate，ESR）、C 反应蛋白（C-reactive protein，

CRP)、血清白蛋白、电解质及粪便常规等。其中 CRP、ESR 是临床常用的评估疾病活动度有价值的指标。粪便钙卫蛋白(fecal calprotectin,FC)也是评估肠道炎症活动度的重要指标。

(3)影像学检查:X 射线和腹部 CT 检查可以帮助判断直肠的情况,常作为肠镜检查的一种补充手段。

(4)肠镜检查:肠镜对诊断溃疡性直肠炎十分重要,可以在镜下观察病变范围并且可以通过取病变部位进行明确诊断。

(5)病理检查:通过肠镜检查取出的病变组织,可以进行病理检查,以了解组织类型及炎症的性质和程度。同时还可以排除其他可能导致类似症状的疾病,如感染性肠炎、克罗恩病等。

59 溃疡性直肠炎能根治吗

溃疡性直肠炎现在还无法根治,是一种会伴随终身的慢性疾病,但是可以通过多种手段有效控制病情、减少症状发作。

研究表明,黏膜愈合程度与疾病复发和结肠切除的风险呈负相关。因此,现在对于溃疡性直肠炎患者的管理不再是单纯缓解症状,而是通过综合治疗达到黏膜愈合,进一步提高患者的生活质量。溃疡性直肠炎患者的治疗取决于病情的活动程度。当溃疡性直肠炎处于活动期,可以通过多种手段诱导缓解,争取达到内镜下黏膜愈合;当进入缓解期时,则可以采取维持治疗,以实现患者长期维持无激素临床缓解、炎性标志物正常和黏膜愈合。

因此，即使患溃疡性直肠炎也不需要太过于慌张，通过规范治疗后往往可以有效地将病情控制，并可以尽可能降低对患者生活质量的影响。

60 溃疡性直肠炎患者需要定期复查吗

需要。

因为溃疡性直肠炎容易反复发作，并且随着病程时间增长，患者癌变的风险也会随之增加，因此定期复查十分重要。复查时，检查项目取决于患者的病程和治疗效果，一般包括以下几种。

（1）血液检查：检查是否有贫血，白细胞计数、CRP 及 ESR 可以提示患者是否处于活动期。

（2）粪便检查：粪便钙卫蛋白增高提示肠黏膜炎症处于活动期。

（3）肠镜检查：一方面可以监测肠道内炎症的情况，另一方面还可以检查是否有其他病变。

（4）影像学检查：可以了解肠道和周围组织的情况，排除有无并发症。

目前研究认为，所有发病 8~10 年的溃疡性结肠炎患者，无论病情如何，都需要进行肠镜复查。特别是发病早、病情重、肠道病变广泛、有结肠癌家族史及合并原发性硬化性胆管炎的患者，因其癌变风险高，要更早、更频繁地复查肠镜。

61 为什么会患放射性直肠炎

患放射性直肠炎与多种原因有关，最主要原因是直肠组织在放射治疗过程中受到辐射损伤而引起的炎症。

由于放射治疗过程中常采用具有放射性的元素进行照射治疗，这些放射性元素在杀伤癌细胞的同时，也会对正常直肠黏膜组织造成一定的损害，从而引发放射性直肠炎。此外，治疗过程中由于肠黏膜发生充血水肿，血管通透性增加，使液体渗入肠腔，会进一步加重炎症反应。因此，进行放射治疗时，放射范围和剂量的选择十分重要。放射性直肠炎还与个体对于辐射的敏感性、年龄、营养状况及免疫功能等有关。

62 放射性直肠炎患者能进行X射线、CT等检查吗

可以适当进行。

放射性直肠炎是由于盆腔区域接受放射治疗后，直肠组织受到辐射损伤而引起的炎症。而影像学检查（如X射线、CT检查）是常见的诊断和评估手段，其中胸腹盆CT检查有助于判断原发肿瘤的治疗效果以及直肠损伤的情况。

一般而言，尽管X射线和CT检查具有一定的辐射性，但相较于引起直肠组织的辐射损伤，其辐射剂量并不会进一步加重直肠

炎的病情。

此外，若经医师综合评估患者不适合进行 X 射线和 CT 检查，还可以通过不带电离辐射的 MRI 评估直肠壁的厚度变化和周围组织的炎症。

63 经放射治疗后经常拉肚子、便血，是不是患上放射性直肠炎

不一定。

若有明确的肿瘤放射治疗史，如果患者经常拉肚子、便血需要考虑放射性直肠炎的可能。放疗后腹泻和便血的症状也可能由其他原因引起，如肠道感染、肠道菌群失调，以及放疗引起的肠道功能紊乱等。此外，患溃疡性结肠炎、感染性结肠炎、缺血性肠炎等疾病也可以导致患者出现类似的症状。

因此，如果出现上述的症状，应当及时就医，明确诊断。

64 如何治疗放射性直肠炎

放射性直肠炎的治疗方式有许多种。一般会先考虑通过非手术治疗以缓解主要症状，且非手术治疗的手段多样，不单纯只有药

物治疗。如果放射性直肠炎患者的症状较轻，医生可能会通过药物治疗来缓解症状，包括使用抗炎类药物、抗生素类药物、抗氧化剂、益生菌及止泻药来减轻直肠的炎症和不适。此外，保留灌肠治疗（如硫糖铝、类固醇激素、甲硝唑）可以结合药物治疗来提高疗效。心理支持、饮食改善（如低纤维素、低脂及高蛋白饮食）、营养支持也经常作为治疗放射性直肠炎的手段。

当放射性直肠炎合并肠梗阻、肠穿孔、肠瘘及肠道大出血等严重并发症或患者出现反复保守治疗无效的症状（如直肠出血、肛门疼痛等），手术治疗可能会作为治疗方案之一纳入考量。

65 患放射性直肠炎后，患者还能继续接受放射治疗吗

需要根据具体情况而定。

一般而言，当放射治疗的过程中患者出现放射性直肠炎，医师通常会根据患者病情严重的程度来决定是否继续疗程。如果直肠炎患者症状较轻，通常会考虑调整放疗的剂量、频率、方式等，在症状得到控制的情况下尽可能完成疗程。

如果患者的症状较为严重，如出现便血次数增多、严重腹痛、直肠溃疡或狭窄，这时候考虑到继续疗程可能会加重直肠的损伤，导致患者出现更严重的并发症，医生通常可能会暂停疗程，先处理直肠炎症，同时采取其他手段控制病情，待症状缓解后再评估是否可以继续疗程。

66 放射性直肠炎患者被治愈后，还会复发吗

一般不会。

急性放射性直肠炎通常在患者进行放射治疗后较短时间内出现，其中多数急性症状可以在 3 个月内恢复，表现为自限性疾病，病情会随着时间慢慢好转恢复。但是，由于个体条件不同，部分患者的症状也可能反复发作超过 3 个月，或在放疗结束 3 个月之后出现症状，变为迁延不愈的慢性放射性直肠炎，需要更长时间的恢复。

67 直肠结核会传染吗

会传染。

临床上认为，肠结核是结核分枝杆菌侵犯肠道引起的慢性特异性感染，主要由人型结核分枝杆菌引起。肠结核的主要感染途径包括：①经口吞入含有结核分枝杆菌的痰液或食物；②邻近病灶直接蔓延；③血行播散。

其中，结核分枝杆菌多经口腔感染肠道，最常见的是继发于开放性肺结核或喉结核。就传染性而言，与开放性肺结核患者共餐导致结核分枝杆菌进入消化道，又或者由于接触了含有结核分枝杆菌的粪便后未进行适当的手部清洁，都有可能增加感染结核的

风险。

当然，接触到病原菌是否一定会发病，以及发病的严重程度，与结核分枝杆菌的数量及毒性、人体自身的免疫力息息相关。

68 怀疑直肠结核时，患者要进行哪些检查

由于直肠结核的症状多种多样，且没有非常特殊的临床表现，因此当出现常见的消化系统疾病症状（如腹痛、腹泻等）就医时，筛查肠结核的检查是必不可少的。

目前的检查手段包括：实验室检查、影像学检查、内镜检查、组织病理学检查和诊断性抗结核治疗。

（1）实验室检查

1）抗酸染色及结核菌培养：这种检查方法由于阳性率偏低且耗时过长，对肠结核的早期明确诊断仍有局限性。

2）结核菌素试验：结核菌素试验阳性对肠结核的诊断有一定参考价值，但是特异性和灵敏度不高。也就是说，结核菌素试验阴性并不能排除肠结核的可能，或许是正处在肠结核早期或者此时患者机体免疫力低下导致的。

3）结核感染T细胞斑点试验：是一种以T细胞免疫应答为基础的体外γ干扰素反应测定方法，有较高的特异性和灵敏度，适用于肠结核的快速诊断以及克罗恩病的鉴别诊断。其诊断肠结核的灵敏度为67%，特异度为90%。

4）糖类抗原 125（CA125）：这是一种高分子量糖蛋白，当怀疑肠结核患者合并肺部活动性肺结核时，CA125 的升高结合结核感染 T 细胞斑点试验的结果，可以大大增加检出率。

5）结核抗体检测：和结核菌素试验一样，由于结核早期或由于患者机体免疫力低下，结核抗体检测往往会出现假阴性的情况。因此，需要配合其他检查结果联合诊断。

6）利福平耐药实时荧光定量核酸扩增检测技术：这是近年来出现的一种分子生物学诊断方法，可以快速检测出样本中是否含有结核分枝杆菌以及利福平耐药的分子水平。

7）其他：在血液检查中，往往会出现贫血、白细胞计数偏低或正常、红细胞沉降率加快等现象。此外，γ 干扰素释放试验也可辅佐诊断。在粪便检查中，虽然从粪便中检测抗酸杆菌的阳性率较低，但同时也可以检测其他肠道感染的病原体。

（2）影像学检查：包括 X 射线钡剂造影、钡剂灌肠、超声及 CT 等。

1）X 射线钡剂造影：表现为多发大小不等溃疡、黏膜集中、肠腔狭窄、结肠袋变浅消失及肠道痉挛激惹征象，以及呈多段肠管破坏，呈“跳跃征”。

2）内镜检查：内镜检查可以更加直观地观察胃肠道病变的范围和程度。目前普遍认为，病变范围少于 4 个节段、环形溃疡、回盲瓣开放、溃疡疤痕和假性息肉更倾向于肠结核。

3）组织病理学检查：这一检查结果是肠结核诊断的“金标准”。其典型的病理学表现为干酪样坏死性肉芽肿。

4）诊断性抗结核治疗：当高度怀疑是肠结核而没有充分

证据证明时，常常使用“诊断性抗结核治疗”。经治疗，如果2~4 周内患者症状明显改善，于 2~3 个月后行内镜复查发现病变痊愈或明显好转，则支持肠结核的诊断，可继续正规抗结核疗程。

69 肺结核患者是不是更容易患直肠结核

是的。主要有以下几个原因。

（1）**免疫系统受损：**肺结核患者的免疫系统往往处于较弱的状态，容易导致结核分枝杆菌扩散到身体其他部位。

（2）**痰液吞咽：**肺结核患者在咳痰时，痰液中可能含有大量结核分枝杆菌。如果这些痰液被吞咽入消化道，结核分枝杆菌可能会感染胃肠道，引起肠结核。

（3）**血行播散：**结核菌可以通过血液循环扩散到身体各个部位，包括胃肠道、肝脏等。这种情况更加常见于免疫力低下或病情较重的患者。

（4）**直接扩散：**在一些情况下，肺结核患者体内的结核病灶可以通过淋巴或其他途径扩散至腹腔、盆腔，最终影响到直肠或其他消化系统器官。

70 如何治疗直肠结核

直肠结核的治疗包括支持治疗、对症治疗、抗结核治疗和手术治疗。

（1）**支持治疗：**指让患者充分休息、补充营养以增强抵抗力，重症患者可考虑肠外营养（静脉供给）或肠内营养（胃管供给）。

（2）**对症治疗：**主要指解痉、止痛、补液、维持电解质与酸碱平衡。

（3）**抗结核治疗：**抗结核治疗的用药因人而异，常用的抗结核药物包括异烟肼、利福平、链霉素、乙胺丁醇及吡嗪酰胺等。也有研究表明，一些中药联合上述药物使用时可以更有效地减轻患者的症状，达到更好的疗效。抗结核治疗包括强化治疗阶段和巩固治疗阶段。

（4）**手术治疗：**当患者出现完全性肠梗阻、急性肠穿孔、肠道大量出血未能有效止血、诊断困难需剖腹探查、反复发生慢性肠梗阻时，需要进行手术治疗，手术方式根据并发症情况而定。

71 直肠结核患者被治愈后，还会复发吗

一般而言，患者复发的可能性很小。

想要降低复发的可能性，必须以正规的抗结核治疗痊愈为前

提。标准的抗结核疗程通常较长（6~9 个月或更久），如果在治疗期间没有按时、足量地使用抗结核药物，可能导致残留的结核菌存活，增加复发的可能性。此外，免疫系统较弱的患者（如糖尿病患者、艾滋病患者或使用免疫抑制剂的患者），复发的风险会更高。因此，即使直肠结核患者痊愈后的复发可能性很小，也仍需要保持良好的卫生与生活习惯，比如避免与结核病人密切接触、维持良好的营养、规律作息等。

72 为什么会出现肛周脓肿

出现肛周脓肿，通常是肛腺或肛周组织（包括软组织和其周围间隙）受到细菌感染所致。可发于各种年龄，以 20~40 岁青壮年较为多见，男性发病率明显高于女性。常见的病原菌有大肠埃希菌、铜绿假单胞菌、肺炎克雷伯菌、肠球菌属、金黄色葡萄球菌及结核分枝杆菌等。导致肛周脓肿的常见原因包括以下几种。

（1）肛腺感染：肛腺开口位于肛管周围，当肛腺的分泌物排出不畅或肛腺受到细菌感染，细菌就会侵入腺体，引起感染并形成脓肿。

（2）继发于某些消化道疾病：比如克罗恩病、溃疡性结肠炎等，会导致肠道炎症并增加感染的风险，容易引起肛周脓肿。

（3）免疫力低下：免疫功能低下的人（比如糖尿病患者、艾滋病患者、长期使用免疫抑制剂的人）更容易受到细菌感染，导致肛周脓肿的发生。

（4）创伤：如长时间的便秘、肛裂或外伤也会导致肛周组织损伤，提供了细菌入侵的途径，增加脓肿的风险。

（5）不良生活习惯：不良的生活习惯，如长期饮食过于辛辣、久坐不动等，容易导致肛门周围组织的慢性损伤和感染，久而久之便会形成脓肿。

73 肛门疼痛时还能进行肛检吗

需要根据患者肛门疼痛的原因决定是否可以进行肛检。

一般而言，除非是因严重外伤引起的肛门疼痛（如肛裂、严重的肛周脓肿等），患者还是可以进行肛检的。不过在检查的过程中会加重肛门的不适感，通常医生会根据患者的具体情况来决定是否需要肛检，或者在一定程度上缓解疼痛后再进行（如给予止痛药物或局部麻醉）。

当无法进行肛检时，可以使用影像学检查（如超声、CT 或 MRI）来辅助诊断，同时还可以帮助判断脓肿或肿物的具体位置和大小。

74 肛周脓肿患者有哪些症状

感染初期常见的症状有：最先感到肛门周围出现了一个小硬块或肿块，继而出现疼痛加剧、红肿发热、坠胀不适、坐卧不宁、夜不能眠、大便秘结、排尿不畅及里急后重等直肠刺激症状。

随着病情进展，会伴随出现全身不适、精神疲惫、体温升高、食欲减退、寒战及高热等全身症状，一般在 1 周左右在肛门周围可形成脓肿。形成脓肿的部位常出现局部发红、肿胀、温度升高及压痛症状。

75 肛周脓肿患者一定要开刀吗

不一定要开刀，也可以采取非手术治疗。

非手术治疗包括抗生素治疗、温水坐浴及局部理疗等方法，以抗生素治疗最常见，可根据细菌培养药敏结果选择针对性抗菌药物治疗。必要时还可口服缓泻剂来减轻排便时的疼痛。然而当药物治疗没有疗效、症状没有得到缓解时，仍需要手术治疗。

76 肛周脓肿患者被治愈后，还会复发吗

有可能复发。

当患者脓腔未完全清除、肛周脓肿已经发展成肛瘘、基础疾病（如克罗恩病、溃疡性结肠炎）仍然存在、不良习惯仍然保持及未注意肛门清洁时，肛管周围脓肿就会复发。

为了防止肛周脓肿的复发，患者应注意以下几点。

（1）保持大便通畅：多吃富含纤维素的食品，少吃辛辣、燥性食物。

（2）便后坚持肛门坐浴：注意创面有无渗血，如敷料已被污染应及时更换。同时，平时要保持肛门局部清洁干燥、及时换药。

（3）及时治疗可引起肛周脓肿的全身性疾病：如糖尿病、溃疡性结肠炎、肠结核、克罗恩病等。

（4）加强身体锻炼，提高机体免疫力：平时积极锻炼身体，能增进和改善肛门部位的血液循环，使局部抗病能力提高。

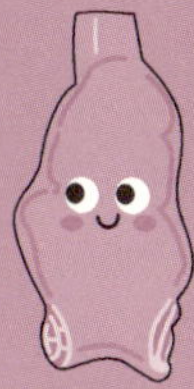

第四章

直肠解剖相关疾病

直肠在人体解剖中位于腹腔的最低处，即位于盆腔内，上接乙状结肠，下连肛门，就像一个“中转站”，负责将消化吸收后的食物残渣转化为粪便，并最终排出体外。

然而，这个看似简单的“中转站”，却可能因为各种原因出现问题，引发一系列解剖相关疾病，影响我们的生活质量。从直肠脱垂到出口梗阻型便秘，这些疾病都与直肠的解剖结构和功能息息相关。

了解直肠的解剖结构，就像拥有一张“健康地图”，可以帮助我们更好地了解直肠疾病的发生与发展，从而采取有效的预防和治疗措施。

77 哪些人容易患直肠脱垂

直肠脱垂指直肠黏膜、直肠全层甚至部分乙状结肠脱出于肛门外的一种临床症状。简单来说，就是直肠的一部分跑到肛门外面了。直肠脱垂，一个看似遥远却可能悄然侵袭的健康隐患，其发病群体具有一定的特征性。

（1）生长发育阶段的小朋友：儿童时期是身体快速生长发育却尚未完全成熟的阶段。在这个阶段，小朋友的骨盆和骶骨结构相对较为脆弱，无法为直肠提供足够的支撑。同时，小朋友可能更容易受到胃肠疾病的侵扰，如腹泻等，这些疾病会进一步增加直肠脱垂的风险。因此，对于小朋友而言，保持良好的胃肠健康，避免长时间保持同一姿势，是预防直肠脱垂的关键。但值得注意的是，儿童时期的直肠脱垂往往是一种自限性疾病，大多数情况下会自然缓解或自愈。

（2）年迈虚弱的老年人：随着年龄的增长，人体的肌肉和结缔组织会逐渐变得松弛。对于老年人而言，这种松弛不仅体现在皮肤上，还包括内脏器官（如直肠）。此外，老年人可能患有多种慢性疾病（如便秘、慢性咳嗽等），这些疾病会增加腹内压，从而加剧患直肠脱垂的风险。因此，老年人应更加注重身体健康，积极治疗慢性疾病，以减少直肠脱垂的发生。

（3）女性：女性的盆底肌肉组织相对较弱，这使得她们更容易发生直肠脱垂。盆底肌肉是支撑直肠和其他盆腔器官的重要结构，当这些肌肉变得松弛或受损时，直肠就可能脱垂。此外，分娩过程中，盆底肌肉和结缔组织可能受到过度的拉伸和损伤，导致其对直肠的支撑作用减弱。女性中便秘的情况也较为常见，长时间的大便干燥、排便过度用力或用时过长都可能增加直肠脱垂的风险。

（4）特殊体质和遗传因素：在直肠脱垂的易感人群中，遗传因素不容忽视。若家族中有人曾受此困扰，那么，你或许正站在遗传的十字路口，需更加警惕。此外，腹部和会阴部的手术或创伤也可能成为直肠脱垂的催化剂，它们破坏了原有的生理平衡，让直肠的归宿变得飘摇不定。

（5）不良生活习惯：长期站立、久坐不动、从事重体力劳动，以及存在便秘、排尿困难等，这些看似平常的生活习惯，实则暗藏玄机。它们如同无形的枷锁，束缚着腹腔内的器官，让直肠承受了难以言说的重压。久而久之，直肠便在这份重压之下，无奈地选择了“逃离”。

（6）肛门直肠疾病患者：痔、息肉和肿瘤等肛门直肠疾病可能影响直肠和肛门的正常结构和功能，从而增加直肠脱垂的风险。

综上所述，直肠脱垂并非无迹可寻，它“偏爱”那些稚嫩的小朋友、年迈的老年人、女性、体质特殊者、具有遗传因素和不良生活习惯者及患有肛门、直肠疾病的人群。因此，我们要珍视健康，从生活的点滴做起，让直肠在生命的旅途中，始终坚守其位，绽放属于它的光彩。

78 如何诊断直肠脱垂

直肠脱垂的诊断过程需要综合考虑患者的症状、体征及一系列相关检查结果。

（1）初步评估与基本检查

1）病史询问：①详细询问患者的症状，如肛门坠胀感、排便困难、肛门有无脱出等；②了解患者的排便习惯、饮食习惯、既往病史等，以排除其他可能的疾病；

2）体格检查：①肛门视诊，观察肛门部位，查看是否有直肠黏膜脱出肛外的情况；②直肠指检，通过手指触感判断直肠黏膜的紧缩和松弛程度，以及有无其他异常病变。

（2）专业检查与评估

1）直肠镜检查：使用直肠镜直接观察直肠内部情况，评估脱垂的严重程度。可同时取病理活检，以排除其他直肠疾病，如直肠息肉、直肠癌等。

2）结肠镜检查：对整个结肠进行检查，确保没有遗漏其他潜在的恶性肿瘤疾病。结肠镜下的病理活检可提供更准确的诊断依据。

3）排粪造影：通过在排便过程中进行 X 射线或进行超声检查，观察直肠内的套叠情况，有助于评估脱垂的发展过程，并显示肛门直肠区域的器质性病变和功能性异常。

4）钡灌肠造影：利用钡剂灌肠后进行 X 射线检查，了解乙状结肠的长度和形态，以及直肠和乙状结肠的位置关系，有助于判断是否存在过长的乙状结肠或其他结构异常。

（3）辅助检查与评估

1）肛门测压：评估肛门括约肌的能力，判断其受损程度，有助于了解肛门直肠区域的功能状态。

2）妇科检查（针对女性患者）：检查盆底肌松弛情况，评估是否合并子宫脱垂、膀胱脱垂等，有助于全面了解女性患者的盆底功能状态。

3）血尿便常规检查：排除其他可能的疾病，如感染、炎症等，为手术等后续治疗提供必要的准备。

（4）综合评估与诊断：在完成上述检查后，医生将结合患者的病史、症状、体征及各项检查结果进行综合评估。通过对比分析，做出直肠脱垂的诊断，并制定合适的治疗方案。需要注意的是，以上检查项目并非全部都需要进行，医生会根据患者的具体情况和症状来选择最合适的检查项目。同时，患者在接受检查时应保持放松，配合医生的操作，以便获得更准确的检查结果。

79 如何治疗直肠脱垂

直肠脱垂的治疗方法主要取决于患者的年龄、病情严重程度及个体差异，主要有以下几种常见的治疗方法。

（1）保守治疗

1）生活调理

排便习惯：培养良好的排便习惯，尽量缩短排便时间，避免排便时玩手机等导致排便时间过长的行为。

饮食调整：多食用富含膳食纤维的食物（如蔬菜、水果等），帮助粪便排出，同时保持饮食清淡。

提肛锻炼：通过有意识地收缩肛门，可增强肛门括约肌的功能，有助于改善直肠脱垂症状。

2）手法复位：当直肠脱出后，应及时进行手法复位。用石蜡油润滑后，轻轻将脱出的直肠推回肛门内，以防止水肿和嵌顿情况的发生。

3）胶布贴合法：适用于幼儿早期的直肠脱垂。将脱垂的直肠复位后，用纱布卷堵住肛门，再将两臀部靠拢，用胶布固定。

4）中医调理：中医治疗直肠脱垂具有独特的优势和方法。专业的中医治疗通过综合运用中药内服（补中益气的中药方剂）、外用（洗剂外敷及坐浴清洗），以及针灸或艾灸疗法等多种手段，可以有效改善患者的症状和生活质量。

（2）硬化剂注射：将硬化剂（如消痔灵注射液、6% 明矾注射液、石炭酸植物油和奎宁尿素水溶液等）注射到直肠黏膜下层或直肠周围组织，使黏膜与肌层、直肠与周围组织产生无菌性炎症，粘连固定，从而防止直肠脱垂。这种方法对儿童和老人疗效较好，但成年人容易复发，不适合用于严重直肠脱垂的患者。

（3）手术治疗：对于保守治疗和硬化剂注射无效的患者，可考虑手术治疗。手术方法有多种，如直肠悬吊固定术、肛门环缩术、经会阴直肠乙状结肠部分切除术、脱垂肠管切除术及全盆腔补片修补术等。具体手术方式需要根据患者的具体情况和医生的经验进行选择。

综上所述，直肠脱垂的治疗方法多种多样，患者应及时就医，根据医生建议和自身情况选择合适的治疗方法。同时，保持良好的生活习惯和心态，对疾病的康复也有积极作用。

80 直肠脱垂患者术后还会复发吗

存在复发的可能。

直肠脱垂患者术后复发，主要是因为一些不良的生活习惯或身体状态没有改善。比如，术后如果患者排便时用力过猛，或者经常便秘、咳嗽，都会增加直肠的压力，使直肠容易再次脱垂。此外，如果患者术后伤口没有进行很好的护理，发生感染，也可能导致复发。

如何预防复发？

（1）**改善排便习惯**：养成定时排便的好习惯，避免长时间蹲厕所或用力排便。

（2）**改善饮食习惯**：保持大便通畅，多吃蔬菜、水果等富含纤维的食物，少吃油腻、辛辣、刺激性的食物。

（3）**注意术后护理**：术后要保持伤口清洁，避免感染。遵循医生的建议，按时服药、复查。

（4）**加强锻炼**：多做提肛运动，增强肛门括约肌的力量，有助于防止直肠脱垂。适当的全身运动（如散步、慢跑等），也有助于改善身体状况，降低复发的风险。

（5）**改变不良生活习惯和治疗相关疾病**：避免长期站立、久坐不动或重体力劳动，以减少对直肠的压迫。如果出现便秘、咳嗽和排尿困难症状及痔疮、息肉或肿瘤等相关疾病，要积极治疗。

（6）**定期复查**：术后要定期去医院复查，了解恢复情况，及时发现并处理可能的问题。

直肠脱垂手术后，患者确实存在复发的可能，但可以采取一系列措施来有效预防。患者需要注意改善排便习惯、加强术后护理、加强锻炼、治疗相关疾病，并定期复查，就可以大大降低复发的风险。

同时，患者还要保持乐观的心态，积极面对疾病，相信通过自身的努力，一定能够战胜直肠脱垂这个难题。

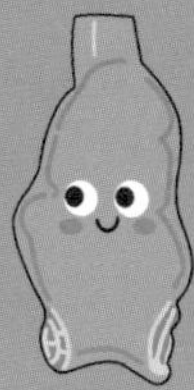

第五章

直肠功能性疾病

直肠功能性疾病指直肠在结构上没有明显异常，但其功能出现障碍，导致排便异常的一类疾病。

常见的直肠功能性疾病包括功能性便秘、功能性排便障碍、直肠敏感性异常等。这些疾病虽然不会危及生命，但会带来腹胀、腹痛、排便困难及排便不尽感等不适症状，严重时甚至会影响工作和生活、导致心理障碍等。

让我们一起探讨直肠功能性疾病都有哪些？如何早期辨别是否患病并做相应的早期介入，对于功能“再次启动”至关重要。

81 没有每天排便就是便秘吗

不一定。

排便频率因人而异，因每个人的排便习惯不同，每周排便 3 次到每日排便 3 次都属于正常范围。关键是要结合自己的身体感受。如果你感到舒适，没有腹胀、腹痛或其他不适症状，就不必强求每天都排便。但如果能够建立规律的排便习惯，则有助于预防便秘的发生。

便秘主要表现为每周排便次数少于 3 次、粪便干硬、排便困难。导致便秘的原因多种多样，主要包括以下内容。

（1）饮食纤维不足：缺乏足够的膳食纤维会导致粪便变硬，排便困难。

（2）缺乏运动：身体活动不足会降低肠道的蠕动，导致便秘。

（3）脱水： 水分摄入不足会使粪便干燥，从而增加排便的难度。

（4）药物不良反应： 某些药物（如某些止痛药、抗抑郁药和刺激性泻药）可能导致便秘。

（5）心理因素： 压力、焦虑和抑郁等心理因素可能影响排便习惯。

（6）疾病因素： 某些疾病（如甲状腺功能减退、妇科疾病、肠道疾病）也可能导致便秘。

82 便秘有哪些类型

根据病因便秘主要分为两种，出口梗阻型便秘和慢传输型便秘。

出口梗阻型便秘是肛门或直肠出口功能障碍导致的排便困难，患者在排便时感到用力困难。

相对而言，慢传输便秘是由于肠道蠕动减缓，粪便在肠道内停留时间过长，从而造成大便干燥和排便频率减少。

治疗方面，出口梗阻型便秘患者通常需要行为疗法和物理治疗，而慢传输型便秘患者则侧重于饮食调整和服用促进肠道蠕动的药物。

83 便秘会遗传吗

便秘存在一定的遗传倾向，但生活方式的选择也起着重要作用。

（1）家族史：如果家族中有人便秘，其他家庭成员发生便秘的风险会相对增加，表明遗传因素的影响。

（2）遗传机制：某些基因可能与肠道运动和神经功能有关，这些基因的变异可能导致便秘。

（3）环境与生活方式：虽然遗传因素增加了风险，但环境因素和生活方式（如饮食和运动）同样重要，健康的生活方式可以减轻遗传影响。

（4）预防与改善：即使有遗传倾向，通过均衡饮食、适量运动和良好的心理状态，仍然可以有效预防和改善便秘。

84 便秘有哪些食疗方法

食疗是便秘的首选治疗方式。通常建议患者多吃以下富含纤维的食物。

（1）水果：如苹果、梨、香蕉和浆果等，这些水果不仅富含纤维，且水分含量高，有助于软化粪便。

（2）蔬菜：如菠菜、胡萝卜、甜菜和西蓝花等，这些蔬菜中的纤维在吸水后能够增加肠道蠕动，促进排便。

（3）全谷物：如燕麦、糙米、藜麦和全麦面包等，全谷物富含膳食纤维，有助于增加粪便体积。

（4）坚果和种子：如亚麻籽、奇亚籽和杏仁等，富含优质脂肪和纤维，能改善肠道健康。

此外，还推荐患者每日保证足够的饮水量（2 L）、规律摄入酸奶等富含益生菌食物，同时还要避免食用以下几种食物。

（1）高脂肪食物：如快餐、油炸食品和高脂肪乳制品，这些食物可能减缓肠道蠕动。

（2）低纤维食物：如白面包、白米及其加工食品，这些食物缺乏纤维，可能加重便秘症状。

（3）糖分过高的零食：如糖果、巧克力和甜饮料，这些食物不仅营养价值低，还可能导致肠道不适。

85 便秘越来越严重时，该如何应对

对于长期便秘患者，若符合以下情况，建议及时就医。

（1）持续便秘：如果便秘持续超过 3 周，尤其是在改变饮食和生活方式后仍无改善。

（2）伴随严重症状：如剧烈腹痛、体重减轻、便血或其他异常症状，这些可能提示潜在的健康问题。

（3）现有治疗无效：如果当前的治疗方法没有明显改善，或者

便秘已严重影响日常生活和工作。

当就医排除其他器质性病变后，对于便秘治疗无效者，如符合以下情况，患者可能需要进行手术治疗。

（1）慢性便秘：便秘持续超过 2 年，且经过饮食和药物治疗无显著疗效。

（2）病因明确：因肠道运动障碍（如结肠慢传输、直肠脱垂）导致严重便秘，排除胃和小肠的传输功能障碍。

（3）药物耐受性差：对药物治疗耐受性差，严重影响生活质量。

（4）生活质量受损：便秘严重影响生活质量，且其他治疗无效。

在考虑手术前，建议患者与医生详细讨论所有治疗选项，严格评估有无手术指征。

86 如果考虑手术，便秘相关检查一定要做吗

需要。并非所有便秘患者在实施手术后都可以解决问题。

慢传输型便秘患者主要问题在于“传输带运输效率”，在实施全结肠及部分直肠切除术后，这些粪便不会“原地踏步”，可大大改善临床症状。

然而，对于出口梗阻型便秘患者而言，主要问题出现在负责排出的“最终阀门”，单纯实施结肠切除并不能缓解临床症状，可能要

合并一些盆底功能训练、盆底肌重建、行为疗法及物理治疗等其他干预措施。

有些患者更为复杂。他们不仅是一种便秘类型，往往两者同时存在。因此，为了评估患者手术是否获益，精准评估便秘相关检查尤其重要。

便秘相关检查通常包括以下几种。

（1）结肠传输试验： 用于评估结肠传输功能。患者需停用泻药3天来排除干扰，口服钡珠等标记物并拍摄腹部X射线（口服标记物后12小时、24小时、48小时、72小时）。若72小时内残留标记物数量超标，提示传输减慢。

（2）钡剂灌肠： 使用钡剂进行X射线检查，排除直肠和盆底功能异常。

（3）结肠镜检查： 排除肠道肿瘤等器质性病变。

87 便秘患者手术后，还会复发吗

有一定可能性。

对于长期慢性便秘患者而言，手术治疗效果因个体差异而不同，无法保证可以完全治愈。

对于慢传输型便秘患者而言，虽可以通过全结肠切除手术改善生活质量，但若患者存在小肠结肠化、合并盆底功能障碍等问题，其术后排便功能的恢复也仍可能存在一定障碍。即使手术成功，患者可能仍需要进行其他治疗（如药物或生活方式调整）来调节症状。此外，术后管理和遵循医生建议也至关重要。

因此，对于该类患者应优先选择综合治疗，手术治疗应视为最后的选择。

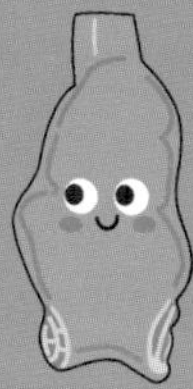

第六章

直肠损伤性疾病

直肠这个看似受到骨盆保护的部位，却可能因为各种意外伤害而受损，并引发一系列健康问题。

直肠损伤指外力作用或医源性因素导致的直肠组织损伤。常见的直肠损伤原因包括交通事故、高处坠落、锐器刺伤及医源性损伤等。这些损伤可能导致直肠破裂、出血、感染等严重后果，甚至会危及生命。

很多人对直肠损伤存在误解，认为这是“罕见”的意外，或者简单地将其归咎于“运气不好”。殊不知，了解直肠损伤的原因、症状和急救措施，可以帮助我们更好地预防和处理这类意外，最大限度地减少伤害。

了解直肠损伤相关知识，学习一些实用的预防和急救方法，关键时刻能成为直肠的“救星”！

88 直肠损伤或穿孔时，患者需要进行哪些检查

患者需要进行以下 3 种检查。

（1）体格检查：对于该类患者，常规腹部查体是首要的。腹部的视诊、触诊、听诊及叩诊等，检查是否有肠型、压痛、反跳痛、肠鸣音消失及移动性浊音等体征。此外，患者还必须要完成肛门指诊，才可粗略检查肛周附近有无损伤、缺损等。

（2）影像学检查：腹部 X 射线检查，观察是否有腹部游离气体；CT 检查，辅助判断损伤或穿孔的具体部位及腹腔内情况。

（3）实验室检查：如血常规，检查是否有感染及炎症表现。

必要时，还可能进行腹腔穿刺、腹腔灌洗、肠镜及腹腔镜探查等进一步检查。这些检查有助于医生准确判断病情，从而制定合适的治疗方案。

89 直肠损伤或穿孔患者是否需要马上手术

并不是所有直肠发生损伤一定要马上手术治疗，这取决于损伤的严重程度和损伤类型。如果损伤轻微，如直肠黏膜浅表损伤，且未造成大量出血或严重感染，可采取保守治疗，如抗感染、禁食、胃肠减压等。

然而，如果损伤严重，如直肠穿孔面积大或伴有严重腹膜炎等症状，则需立即进行手术治疗，如腹腔镜修补或开腹手术等。

90 如何了解直肠损伤患者的伤口是否长好

主要可以通过以下 3 种方式。

（1）肛门指检：可以检查靠近肛门处直肠的损伤及恢复情况。

（2）肠镜和影像学检查：肠镜检查可以直接观察到直肠损伤处的黏膜生长情况，影像学检查可以查看穿孔处周边炎症吸收情况。

（3）抽血化验：观察炎症指标是否升高来判断腹腔感染情况，进而间接判断直肠有无持续性的渗漏和生长情况。

91 排便后感到有粪便从阴道排出是何原因

可能是直肠阴道瘘。它是阴道和直肠之间生成的异常通道，可能是分娩损伤、手术创伤、炎症感染或肿瘤等因素导致。当直肠内有粪便时，就可能通过此通道进入阴道并排出。

此外，直肠脱垂和盆底肌肉功能障碍患者也有可能发生此种情况，直肠向下移位并可能压迫阴道，导致粪便从阴道流出。这种情况常见于老年妇女，由于子宫、膀胱或阴道松弛，直肠可能因此而下垂。

当发生上述情况都需要及时就医进行全面检查和治疗，以避免引起更严重的并发症。

92 直肠阴道瘘有哪些检查方法

检查方法包括直肠指检及直肠镜、阴道镜检查等。

（1）直肠指检：是通过手指触摸直肠内部，检查是否有瘘口存在，以及瘘口周围组织的情况。

（2）直肠镜和阴道镜检查：可以直接观察直肠及阴道内部的情况，查看是否有炎症、溃疡等病变和瘘口的具体位置等。

此外，在特殊情况时，还可以使用MRI、瘘管造影、亚甲蓝注射实验及腹腔探查等方法进行检查。

93 直肠阴道瘘患者一定要进行手术吗

通常情况下，直肠阴道瘘患者需要进行手术才能完全解决问题。

直肠阴道瘘指直肠和阴道之间形成的异常通道，这会导致粪便或气体不自主地通过阴道排出，严重影响患者的生活质量。虽然非手术治疗（如日常护理、物理治疗、药物治疗等）可以作为辅助手段起到一定的治疗效果，但这些方法通常无法彻底治愈直肠阴道瘘。

手术治疗的方法包括瘘管切除分层缝合术、直肠移动瓣修补术、直肠阴道瘘修补术等。虽然非手术治疗可以缓解患者的一些症状，但手术治疗是治愈直肠阴道瘘的主要方法。

因此，一旦确诊为直肠阴道瘘，患者应尽快请医生制定合适的手术方案，并积极配合治疗。

94 直肠阴道瘘患者的复查方法有哪些

直肠阴道瘘患者的复查方法主要有 3 种，这些方法与直肠阴道瘘的诊断方法相似。

（1）直肠指检： 医生通常会戴手套触摸阴道壁或直肠壁，尤其针对之前瘘口存在的部位，感受其质地、有无压痛和硬结等情况。如果触摸到局部组织柔软，没有明显的凹陷、硬结或者通道感，提示瘘口可能已经愈合。

（2）影像学检查： 如 MRI、经直肠超声等，能够清晰地显示直肠、阴道以及它们之间的组织结构。

（3）肠镜和阴道镜检查： 可以直接观察组织异常增生、炎症表现或者瘘口未闭合的迹象。如果肠壁及阴道壁完整，没有异常的小孔或者炎症改变，则代表直肠阴道瘘已经愈合。

95 直肠阴道瘘患者经治疗后，是否会影响性生活

直肠阴道瘘患者在恢复后能否进行性生活需要请医生进行评估。

如果直肠阴道瘘经过有效治疗后已完全愈合，直肠和阴道之间的异常通道被成功修复，阴道和直肠的正常解剖结构和生理功能已经恢复。此时，一般不会对性生活产生不良影响，患者可以正

常进行性生活，不会出现如疼痛、异常分泌物、感染等问题。如果局部形成瘢痕或者愈合处的组织较为薄弱，则需要谨慎进行性生活，最好先行前往医院进行检查和评估。

96 直肠异物在临床常见吗

直肠异物在临床上并不多见。

对于成人而言，直肠异物多见于一些有特殊癖好的人群，如性自慰行为中使用了不适当的物品，这些物品可能由于意外滑落而滞留在直肠内，如玻璃瓶、棒状物体、黄鳝等。此外，也有部分精神障碍患者（如精神分裂症患者、妄想症患者等），在意识不清或行为失控的情况下将异物塞入直肠。

对于未成年人而言，主要是好奇心较强。儿童可能会将一些小玩具、小珠子等物品塞入直肠，这种情况相对成人较为单纯，但也需要引起重视。

97 诊断直肠异物需要进行哪些检查

通常需要进行以下几种检查。

（1）直肠指检：这是一种简单而重要的检查方法。医生通过手指插入直肠，可以直接触摸到异物的大小、形状、质地、位置，以及直肠黏膜的损伤程度等，还可以判断直肠是否存在狭窄、有无嵌顿、有无其他肿物等异常情况。

（2）肠镜检查：可以直接观察直肠内异物的具体情况，如异物的形状、大小、颜色及表面特征等，同时还能评估直肠黏膜的损伤程度，确定有无出血、溃疡、炎症及穿孔等，并可在直视下尝试取出异物。

（3）影像学检查：如 X 射线、CT 和超声检查等，能准确地显示异物在直肠及周围组织中的具体位置、与周围器官的关系，以及是否有直肠壁的损伤、穿孔，周围组织是否有炎症、脓肿形成等。

98 如果直肠异物位置不是很深，可以自行取出吗

不建议自行取出。

直肠本身相对较狭窄，且会蠕动，自行取出不但存在异物无法取出的风险，而且还可能造成异物掉落至更深处或者损伤肠壁的后果。

发现直肠中存在异物后，应当立即到医院就诊，由医生使用专业器械取出。

99 直肠异物患者一定要进行手术吗

是否需要手术需要视患者的情况而定。

如果异物靠近肛门、容易用手触及且形状规则，医生可尝试通过直肠指检或使用一些简单的器械（如电子肠镜、异物钳等）将其取出，此时患者一般不需要进行手术。

如果异物位置较高，无法经肛门直接取出，且因异物长时间停留已导致肠道梗阻、穿孔等严重并发症时，患者则可能需要进行手术治疗，如通过腹腔镜手术或开腹手术等方式取出异物。

100 反复发生直肠异物的患者需要寻求心理医生的帮助吗

反复发生直肠异物是一种比较罕见的情况，患者是否需寻求心理医生帮助应进行综合判断。患者若存在以下情况，通常需要心理医生给予帮助。

（1）有心理障碍：如性心理障碍或异食癖等。例如某些性偏好障碍患者，可能通过将异物塞入直肠获得性满足，这种由心理因素主导的情况，心理医生的专业评估和治疗对患者而言很关键。医生会通过认知行为疗法、心理动力疗法等，帮助患者找到问题根源，改变其不良行为模式。

（2）有无法控制的冲动行为：如强迫症、成瘾行为等导致。患者明知危害却难以克制将异物放入直肠的冲动，心理医生能协助患者识别行为背后机制，通过心理和行为干预，帮助患者控制行为。

（3）伴有情绪问题：如长期焦虑、抑郁可能使患者以这种自伤行为缓解内心痛苦和压力，心理医生可帮助其处理情绪，教授患者健康有效的情绪调节方法。

（4）意外频发：如果直肠异物已对患者造成严重的心理阴影，这种情况也可以寻求心理医生的指导。

不过，也并非所有发生直肠异物的患者都需要寻求心理医生的帮助。若发生直肠异物纯属意外，如不小心坐在异物上，且只发生几次，患者无心理问题或异常行为模式，通常无需寻求心理医生帮助，但仍要留意是否造成心理阴影。此外，对于因缺乏性教育或好奇心偶尔为之的患者，经过教育引导，患者能认识到危险并停止，且无其他心理异常表现时，可先加强性教育和健康知识宣传，暂不需要心理医生介入。

综上所述，对于反复发生直肠异物的情况，要全面考虑患者行为、心理、生活背景等因素，以确定患者是否需要心理医生帮助，早期心理干预对患者身心健康意义重大。